PARA EL CUIDADOR

"Una guía de navegación para la atención de enfermería especializada"

Faith A. Turner

PARA EL CUIDADOR

"Una guía de navegación para la atención de enfermería especializada"

Derechos de autor © 2017

Tampa, FL

Publicado en 2017 por Faith A. Turner

Todos los derechos reservados. Ninguna parte de este libro puede ser reproducida, fotocopiada, almacenada o transmitida de ninguna forma, excepto mediante la aprobación previa del editor.

Diseño de la cubierta:

Asignación del diseño del libro:
www.diverseskillcenter.com

Impreso en los Estados Unidos de América

ISBN-13: 978-1979224833

ISBN-10: 1979224838

Tabla de contenido

Agradecimientos 4

Introducción 5

Capítulo 1 - Hospitalización 7

Capítulo 2 - Cómo encontrar una instalación ... 11

Capítulo 3 - ¿Encontraste una instalación, y ahora qué? 15

Capítulo 4 - Seguro y atención a largo plazo 21

Capítulo 5 - Fomento del cuidador 29

Contáctenos 32

Dedicación

Este libro está dedicado a mis padres amorosos

Judith y Willie Nelson.

No estás aquí vivo para ver este logro, pero sé que todavía me estás cuidando. Estoy tan agradecido con Dios por darme a ustedes como padres. Antes de que dejaras esta tierra, derramaste e inculcaste en mí todo lo que he llegado a ser y en lo que me convertiré. Fuiste mi mejor animadora. Me viste en momentos difíciles de mi vida. Tú eras mi fuerza. Por encima de todo, estoy tan agradecido de que me haya presentado a Cristo, el amante de mi alma.

¡Los amo y los extraño muchísimo!

Expresiones de gratitude

Me gustaría reconocer al Espíritu Santo por la revelación de este libro y a Cynthia Johnson por ayudarme a darlo a luz. ¡Te aprecio mucho!

Introducción

Hola,

Mi nombre es Faith. Si tiene este libro, estoy seguro de que está buscando una ayuda con respecto al proceso de atención después de la hospitalización. Tengo más de 16 años de experiencia en el campo de la salud. A lo largo de los años, he aprendido los procesos y he encontrado tantos cuidadores que no tienen todas las respuestas que necesitan. Los trabajadores sociales en los hospitales no tienen todas las respuestas, y seamos honestos; la mayoría no están dispuestos a ayudarle a encontrar las respuestas. Se te deja bastante para entenderlo todo. Bueno, no busque más. Esta guía le dará todas las respuestas que necesita paso a paso. Usted encontrará este muy informativo y fácil de seguir sin que se sienta más frustrado o estresado. Como le digo a muchos, ¡NUNCA TEMA, LA FE ESTÁ AQUÍ! Vamos a empezar...

Faith A. Turner

Capítulo uno
"Hospitalización"

De repente, usted como el cuidador se encuentra en el hospital con un ser querido, y el diagnóstico dado requiere otro nivel de atención para rehabilitar antes de la transición a casa, como la demencia, que está progresivamente empeorando requerirá atención a largo plazo. En este punto, estás algo estresado y sintiéndote un poco abrumado. Nunca has estado en esta posición antes. ¡Toma un respiro! ¡Toma otro! ¡Y otro! ¡Vas a superar esto con éxito! Es importante que comience a dar un paso a la vez. El trabajador social en el hospital iniciará un plan de alta. El plan incluirá una fecha dada para descargar al paciente del hospital con instrucciones. Normalmente, piden a la familia que visite diferentes instalaciones. Usted quiere asegurarse de que la instalación acepta su seguro. La mayoría de las familias prefieren elegir uno dentro de 10 millas de sus hogares para poder visitar más a menudo. El trabajador social enviará una referencia, que es la información básica sobre su ser querido, a diferentes instalaciones para darle opciones para elegir. La aceptación de la instalación de su ser querido se basará en su seguro y la capacidad de la instalación para satisfacer las necesidades del paciente. FYI: No, les permita empujar a su familiar en cualquier instalación sólo para sacarlos de ellos. Necesitas conocer tus derechos. Usted tiene el derecho de apelar la descarga, la cual ellos no le darán a conocer. Si siente que su ser querido no está preparado médicamente para el siguiente nivel de atención, entonces debe ejercer este derecho. Si usted siente que él o ella está listo, entonces es el momento para el siguiente paso. Elija una instalación que no sólo satisfaga las necesidades de su ser querido, sino que también los superará.

Notas

Notas

Capitulo dos
"Encontrar una instalación"

Lo primero es lo primero. Usted quiere hacer su tarea primero antes de recorrer la instalación que le interesa. Usted necesita ver el sitio web de medicare.gov para darle la última calificación de la instalación así como su última inspección estatal. Llame a la instalación para verificar si aceptan su seguro, qué servicios prestan y si puede pasar por un tour. Al recorrer el sitio, recomiendo que se haga después de horas durante la semana o el fin de semana. Esto le dará una gran visión de cómo funciona la instalación después de la administración de hojas. Preste atención a la dotación de personal, la limpieza y evalúe a los residentes que pueda ver. Hágales preguntas sobre el personal y les gusta la instalación. Tome nota de su apariencia; ¿están arreglados, están limpias sus ropas, parecen felices? Si usted gira haciendo el día con el personal de la instalación asegúrese de tener una lista de preguntas que hacer antes de viajar. Haga preguntas como, ¿tiene enfermeras en el personal 24 horas al día, cuál es la proporción de personal, actividades disponibles, qué horas de visita, qué servicios especializados se ofrecen y con qué frecuencia se realiza la terapia? Si su ser querido necesita atención a largo plazo, asegúrese de mencionar esto por adelantado. Para aquellos con Medicare, que es el seguro más lucrativo, por favor, tenga en cuenta las instalaciones que utilizan todos los días asignados, a continuación, forzar a sus seres queridos en otras instalaciones, posiblemente de una calidad inferior y más lejos de sus familias. Esto puede causar mucha tensión. Recuerde que no decida de inmediato. Tómese su tiempo para tomar la decisión correcta para usted y su ser querido.

Notas

_____

_____

_____

_____

_____

_____

_____

_____

_____

_____

Notas

Capítulo tres

"¿Encontraste una instalación, AHORA QUÉ?"

Finalmente, ha elegido la instalación que mejor se adapte a las necesidades de su familia. Mientras esté allí, tome nota de todos los nombres y números de teléfono de la administración. El administrador y los trabajadores sociales son las personas a quienes recurrir para resolver sus inquietudes de inmediato. Las instalaciones quieren quejas y reclamos hasta un mínimo. ¡Recuerda que eres una PRIORIDAD! ¡DEJA QUE SE ESCUCHE TU VOZ! Usted es el abogado de su ser querido. Conozca la lista de derechos de los residentes que se le otorgan a cada persona admitida en el establecimiento. Si no conoce el poder que tiene, nunca lo usará. El personal de enfermería y otro personal clínico están obligados por ley a brindar información actualizada sobre cada turno, que a veces muestra, en detalle, el progreso de los pacientes. El paciente y usted son el POA pueden tener acceso completo a dicha información. Usted podría preguntar: "¿Qué significa POA?" Significa PODER DEL ABOGADO. Básicamente, es cuando alguien ya no puede manejar sus asuntos financieros y de atención médica que le dan a alguien en quien confían poder para manejar estos asuntos en su nombre.

Las directivas anticipadas de atención son muy importantes. Estas son cosas como testamentos en vida, POA y DNR, también conocidos como No resucitar. El trabajador social de la instalación le ayudará a explicar con detalles completos de cada uno de ellos y cómo obtenerlos. Te recomiendo que visites las últimas horas y hagas pop ups para asegurarte de que tu ser querido esté siendo atendido con atención. Pregunte acerca de las horas de personal, deberían estar en algún lugar de la instalación, fácil de ver para usted. Asegúrese de que la luz de llamada esté en su lugar y de que esté respondiendo adecuadamente. Si tiene inquietudes, siga con el personal adecuado para resolverlo. Hable con el departamento de terapia para obtener actualizaciones sobre el estado de la capacidad de su ser querido para irse a su casa, y funcionar de la manera más independiente posible. El trabajador social será el individuo que lo ayudará con la planificación del alta para irse a su casa con preocupaciones mínimas. Él o ella tendrá la capacidad de asegurarse de que haya una cama, oxígeno, vía intravenosa y cuidado de heridas, todo antes de la descarga. El objetivo es, en última instancia, evitar que el paciente regrese al hospital. Su seguro generalmente cubre dicho beneficio.

Notas

Notas

Notas

Capítulo cuatro
"Todo lo que necesita saber acerca de los seguros, incluyendo el cuidado a largo plazo"

Medicare es el mejor seguro para un establecimiento de enfermería especializada, pero no le proporcionará la cobertura necesaria para el cuidado a largo plazo. Medicare cubre 100 días. Días 1-20 se cubren @ 100%. Días 21-100, hay un co-pago de 164.40 por día hasta el 100º día. Si usted no tiene un plan de seguro secundario como Blue Cross Blue Shield para cubrir, tendrá que pagar en privado de su bolsillo. Es importante que usted discuta con el gerente de la oficina de negocios un plan de pago o comience el proceso de Medicaid, también conocido como ICP Medicaid, tan pronto como sea posible. Las HMO como Humana, Care-plus y United funcionan como planes de reemplazo de Medicare.

Usted necesitará un pagador secundario para estos seguros también. Usted necesita saber que estos seguros no continuará autorizando la cobertura si su ser querido no está progresando en la terapia o si vinieron solamente para la terapia IV y ésta para ser discontinua. Dejarán de pagar inmediatamente y ya no pagarán por el resto de la estancia. Siempre puede desinscribirse de estos planes y se convertirá en un paciente primario de Medicare al comienzo del mes siguiente. Esto permitirá más terapia sin embargo, usted todavía tendrá que pagar un copago.

Hay ciertos requisitos necesarios para ICP Medicaid. Usted no puede tener más de $ 2,000 en el banco o activos a la cantidad de $ 40,000 como propiedad, un carro, un hogar, un plan 401k o una póliza de seguro de vida. Si usted está sobre estos activos, la facilidad no podrá ayudar en la aplicación. Usted necesitará encontrar a un abogado mayor de la ley; la mayoría de las instalaciones tienen al menos un contacto. Para el cónyuge que puede aplicar para su ser querido, asegúrese de presentar sus facturas para mostrar que dependen de los ingresos. La instalación no tiene una decisión sobre cuánto será su porción; el Estado toma esas decisiones. Normalmente, la mayor parte de los ingresos irán a las instalaciones, excepto por 105 dólares. El dinero puede ser asignado para lo que quieras. La mayoría de las instalaciones tienen cuentas de fideicomiso de los residentes que el dinero puede ser depositado en, que usted puede tener control completo sobre. Si usted es un miembro de la familia obtener fondos de la cuenta asegúrese de devolver todos los recibos o artículos comprados de la instalación para que puedan realizar un seguimiento de la cuenta para que pueda estar en pie derecho con el estado si alguna vez se auditaron. La siguiente es una lista de documentos específicos necesarios para la aplicación de Medicaid. Reúna todo lo que se aplica a usted. Si no revela todo y el estado lo recupera, la aplicación posiblemente será denegada. Usted querrá ser lo más veraz posible.

Informacion personal

- Licencia de conducir
- Certificado de nacimiento

    Pasaporte

- Registro de extranjeros
- Identificación Militar
- Tarjeta de seguro Social
- Tarjeta de Medicare o tarjeta HMO

    Información del hogar

- Verificación de Residencia (recibo de alquiler)

• Cuentas de servicios públicos (luces, agua, electricidad, etc.)

Verificación de ingresos

- Beneficios de SSI (prueba del importe bruto)
- Verificación de los beneficios de la pensión (incluyendo cualquier deducción)
- Verificación de otros beneficios de jubilación
- Verificación de los beneficios del VA
- Verificación de los Ingresos de la Propiedad
- Verificación de Ingresos de Inversiones o de cualquier Cuenta de Interés
- Verificación de estados de cuenta bancarios (todas las cuentas)

Bienes

- Verificación y Prueba de Automóviles
- Póliza de seguro de vida y valor en efectivo

- Cualquier propiedad inmobiliaria que no sea Homestead
- Cualquier Acciones, Bonos, IRA
- Cualquier entierro prepagado

Notas

Notas

Notas

Capítulo cinco
"Estímulo para el cuidador"

A lo largo de este viaje de ser un tomador de cuidado debe asegurarse de tomar tiempo para ti. No puedes seguir poniendo a todo el mundo antes de ti mismo o te enfermarás y ya no será bueno para nadie más. Sepan que su trabajo de amor no es en vano. Que se fortalezcan y tengan paz que supere todo entendimiento. Que usted reciba la ayuda de muchos de sus miembros de la familia para que pueda descansar y ser restaurado. ¡Eres valioso! ¡No se cansen y sigan haciendo bien!

Notas

Contáctenos

Para cualquier comentario, reserva, información a granel o consultas gratuitas, contácteme en:

Faith Turner

kingdomextension@gmail.com

(813)586-3550

La información en el Capítulo 4 está referenciada en

https://www.dcf.state.fl.us/programs/access/docs/icp_brochure.pdf